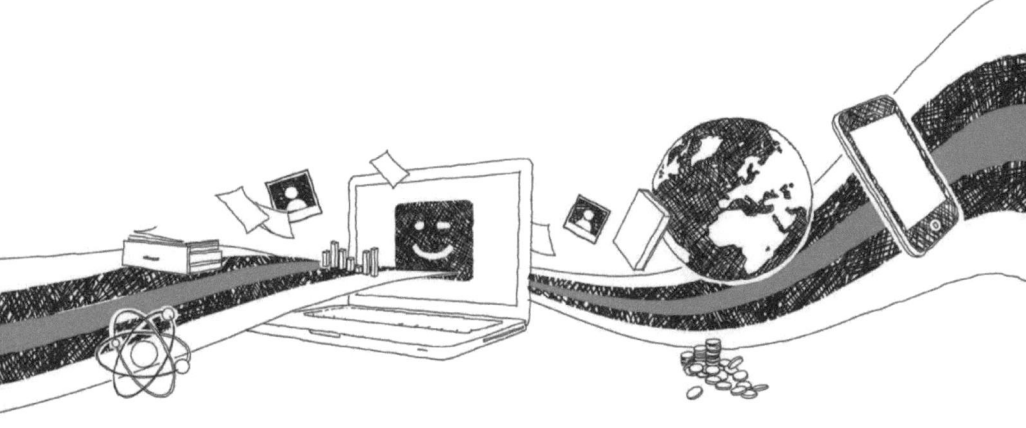
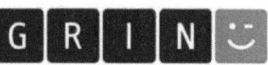

Regina M. Binöder

Der Beitrag des AAL zur Sturzprophylaxe und dem Umgang mit Stürzen Pflegebedürftiger

Zur Bedeutung der Gesundheitswissenschaft für die Pflege am Beispiel der Prävention

GRIN Verlag

Bibliografische Information der Deutschen Nationalbibliothek:

Die Deutsche Bibliothek verzeichnet diese Publikation in der Deutschen National-
bibliografie; detaillierte bibliografische Daten sind im Internet über http://dnb.d-
nb.de/ abrufbar.

Impressum:

Copyright © 2012 GRIN Verlag, Open Publishing GmbH
Druck und Bindung: Books on Demand GmbH, Norderstedt Germany
ISBN: 978-3-656-62337-3

Dieses Buch bei GRIN:

http://www.grin.com/de/e-book/270773/der-beitrag-des-aal-zur-sturzprophylaxe-
und-dem-umgang-mit-stuerzen-pflegebeduerftiger

GRIN - Your knowledge has value

Der GRIN Verlag publiziert seit 1998 wissenschaftliche Arbeiten von Studenten, Hochschullehrern und anderen Akademikern als eBook und gedrucktes Buch. Die Verlagswebsite www.grin.com ist die ideale Plattform zur Veröffentlichung von Hausarbeiten, Abschlussarbeiten, wissenschaftlichen Aufsätzen, Dissertationen und Fachbüchern.

Besuchen Sie uns im Internet:

http://www.grin.com/

http://www.facebook.com/grincom

http://www.twitter.com/grin_com

Hamburger Fern-Hochschule

Studiengang Pflegemanagement

Hamburg

Studienfach Gesundheitswissenschaft

Hausarbeit zum Themenkomplex

Zur Bedeutung der Gesundheitswissenschaft für die Pflege am Beispiel der Prävention

Der Beitrag des AAL zur Sturzprophylaxe und dem Umgang mit Stürzen Pflegebedürftiger

Frühjahressemester 2012

von

Regina Binöder

25. August 2012

Inhaltsverzeichnis

Abkürzungsverzeichnis

AAL	Ambient Assisted Living
AMI	Ambiente Intelligenz
BAALL	Bremen Ambient Assisted Living Lab
BM	Bundesministerium
BMG	Bundesministerium für Gesundheit
DEGAM	Deutsche Gesellschaft für Allgemeinmedizin und Familienmedizin
DNQP	Deutsches Netzwerk für Qualitätsentwicklung in der Pflege
et al.	et alii
vgl.	vergleiche
WHO	Word Health Organization, Weltgesundheitsorganisation

1. Bedeutung der Sturzprophylaxe beim betagten Menschen

Die Sorge um veränderte Lebensverhältnisse im hohen Alter, zunehmende Unselbständigkeit und damit Abhängigkeit von Anderen ist für die Menschheit nichts Neues. Bereits aus dem 3. Jh. v. Chr. finden sich Schriften, wie beispielsweise „Peri gērōs" („Über das Altern") des Philosophen Ariston von Keos. Auch Platon und Sokrates befassten sich bereits mit dieser Problematik und suchten nach Lösungen. Zu der damaligen Zeit mussten die Menschen entweder gut vorsorgen und sich ein großes finanzielles Polster zulegen, oder sie hofften auf eine Altersversorgung durch ihre Kinder. (vgl. Höffe, O. 2010: 170).

Heutzutage gibt es die Pflegeversicherung, die im Bedarfsfall für die Pflege der Versicherten aufkommen soll. Auf die demographische Entwicklung in Deutschland soll hier nicht näher eingegangen werden, der Rahmen dieser Arbeit ist dazu zu eng gesteckt. Nur soviel sei gesagt: da es immer mehr und immer ältere Versorgungsbedürftige und immer weniger junge Beitragszahler und Pflegekräfte gibt, muss es ein Ziel von Gesundheitswissenschaft und Gesundheitswirtschaft sein, diese Diskrepanz teilweise durch eine Neuorganisation der Versorgung auszugleichen.

Für das Jahr 2050 wird erwartet, dass nur noch 50% der benötigten Pflegekräfte auch tatsächlich zur Verfügung stehen. Die vorhandenen Ressourcen müssen dann – noch mehr als heute schon – mit Bedacht eingesetzt werden. Alleine deshalb ist es von essentieller Wichtigkeit, die Selbständigkeit der Betagten so lange und so weit wie möglich zu erhalten, insbesondere, da dies auch in den meisten Fällen der Wunsch der Betroffenen selbst ist. (vgl. Horneber 2011: 9)

Eine entscheidende Bedeutung kommt in diesem Zusammenhang der Sturzprophylaxe zu: „Die Gefahr von Stürzen nimmt mit steigendem Alter stetig zu. Jedes Jahr stürzen ca. 30% der über 65-Jährigen und ca. 50% der über 80-Jährigen. ... Sturzbedingte Verletzungen sind im Alter häufiger schwerwiegend, und ältere Menschen sind nach einer solchen Verletzung anfälliger für längere Erkrankungen und Krankenhausaufenthalte sowie für tödliche Komplikationen. Sturzbedingte Verletzungen (hauptsächlich Hüftfrakturen) verursachen beträchtliche Kosten durch Aufenthalte in Krankenhäusern und Rehabilitationszentren." (WHO 2012: 9)

Ein Sturz bereitet der Unabhängigkeit der Betagten häufig ein jähes Ende. Nicht nur die Schmerzen, sondern auch die Angst vor einem weiteren Sturz, Depressionen und andere psychische Probleme sind häufige Folgen wiederholter Stürze (vgl. De Ruyter, B. et al. 2011: 150). Sie sorgen dafür, dass sich die Menschen immer weniger bewegen, bis sie im schlimmsten Fall schließlich völlig immobil das Bett hüten.

Aus diesen Gründen sind eine gute Sturzprophylaxe und eine rasche Reaktion, sowie professioneller Umgang mit der Situation nach einem dennoch eingetretenen Sturzereignis von großer Bedeutung für eine erfolgreiche Erhaltung der Mobilität.

Da gerade in der Altenpflege bereits jetzt ein großer Mangel an Fachpersonal herrscht und die vorhandenen Kräfte aus Zeit- und Kostengründen oft nicht ausreichend geschult werden, scheitert das Vorhaben „Mobilitätserhalt" häufig schon an Unterbesetzung und nicht zielgerichtet qualifiziertem Personal.

Ein immer lauter werdender Hilferuf erreicht die Gesundheitswissenschaft aufgrund ihrer im kommenden Kapitel erläuterten Aufgaben und Ziele: Die Veränderung der Altersstrukturen in unserer Gesellschaft mit all den eben genannten Folgen macht es heutzutage zu einer wichtigen Aufgabe der Gesundheitswissenschaft, alternative Lösungen zur Verfügung zu stellen, die es ermöglichen, die Selbständigkeit derer zu bewahren, die bereit sind, als Pioniere neue Wege in der Lebensführung im Alter zu gehen. Hierzu bedarf es einer bezahlbaren und intuitiv bedienbaren, neuen Technik, die nicht kompliziert ist, sondern effektiv und einfach verständlich arbeitet.

Die relativ junge und noch recht unbekannte Disziplin des AAL sucht nach eben diesen Lösungen.

In der vorliegenden Arbeit möchte ich die bisher durch AAL und AMI ermöglichten Neuerungen zur Sturzprophylaxe, respektive Sturzerkennung im Bereich des unterstützten Wohnens und Lebens von hilfsbedürftigen, betagten Personen vorstellen.

2. Definitionen

Es bedarf vorab einiger Begriffsbestimmungen, um unmissverständlich über das geplante Thema, sowie AAL und seine Entwicklungen sprechen zu können.

2.1 Gesundheitswissenschaft

Unter „Gesundheitswissenschaften" (im Plural) werden diejenigen Wissenschaften zusammengefasst, die aus unterschiedlichen Perspektiven das Thema „Gesundheit" betrachten. Dabei handelt es sich um Disziplinen wie Gesundheitssoziologie, -psychologie, -pädagogik, -ökonomie und auch Sozial- und Umweltmedizin. Diese sind sehr unterschiedliche Wissenschaftsdisziplinen, die ein weites, schwer eingrenzbares und teilweise nicht zusammenhängendes Forschungsgebiet abdecken.
Wird der gewählte Überbegriff im Singular verwendet, also „Gesundheitswissenschaft", so soll dies die Absicht verdeutlichen, nicht die Beiträge der einzelnen Wissenschaften darzustellen, sondern die wichtigsten Elemente der diversen Fachgebiete zu einer „Wissenschaft von der Gesundheit" zusammen zu führen. Die Fragestellung, mit der sich die verschiedenen Gesundheitswissenschaften jeweils von ihrer eigenen Perspektive aus befassen ist: „... wie, unter welchen Bedingungen und mit welchen Folgen Gesundheit erhalten und wiederhergestellt werden kann." (Waller, H.; Blättner, B. 2011: 9). Die Gesundheitswissenschaften lassen sich nach den

Aufgaben, denen sie sich dabei stellen, in zwei Hauptgruppen einteilen: die erste Gruppe befasst sich mit den Möglichkeiten zur Verbesserung der individuellen Gesundheit, hierzu zählen zum Beispiel die Medizin und häufig auch die Pflegewissenschaft. In der zweiten Gruppe lassen sich Disziplinen zusammenfassen, die sich für die gesamte Bevölkerung um eine Verbesserung der Gesundheit, gesundheitsfördernde Veränderungen der Lebensbedingungen und Verbesserung der Gesundheitsvorsorge bemühen. Diese zweite Gruppe, in der sich beispielsweise die Sozialmedizin und die Gesundheitssoziologie finden, bezeichnet man analog zum englischen und amerikanischen Gesundheitssystem als „Public Health" (vgl. Waller, H.; Blättner, B. 2011: 9).

„Public Health ist die Wissenschaft und die Praxis zur Verhinderung von Krankheiten, zur Verlängerung des Lebens und zur Förderung von physischer und psychischer Gesundheit unter Berücksichtigung einer gerechten Verteilung und einer effizienten Nutzung der vorhandenen Ressourcen (modifiziert nach Winslow 1920). Maßnahmen von Public Health zielen primär an [sic!] die Gesunderhaltung der Bevölkerung und ihrer Subgruppen. Die unterschiedlichen Bedürfnisse und Präferenzen der darin eingeschlossenen Individuen zu berücksichtigen, stellt eine besondere Herausforderung dar." (Deutsche Gesellschaft für Public Health: 2010).

In Westdeutschland wurde die vor dem Dritten Reich bereits etablierte und dann verwaiste Disziplin der Gesundheitsforschungen erst in den 80er Jahren des 20. Jahrhunderts wieder aufgegriffen. Der Begriff „Gesundheitswissenschaft" ist der Versuch, den englischen Begriff „Public Health" sinnvoll ins Deutsche zu übersetzen. Dieses Unterfangen ist mit einigen Problemen verbunden, da Begriffe wie „Volksgesundheit" in Deutschland mit einem bitteren Nachgeschmack an den Nationalsozialismus und seine Perversionen erinnern (vgl. Hurrelmann 2012: 17).

2.2 Ambiente Intelligenz (AMI)

Ambiente Intelligenz ist die „Intelligenz" der Umgebung, oder die Voraussetzung für eine „intelligent" reagierende Umgebung (Übersetzungen der Verf.).
„"Intelligent" wird eine Umgebung dadurch, dass sie auf die Anwesenheit von Menschen reagiert und in Abhängigkeit von deren Befindlichkeit unterschiedliche Dienste bereitstellt." (Heinze, R.; Naegele, G. 2010: 117).

„In einer AMI-Welt operieren verteilte Geräte gemeinsam, sind dabei in die Umgebung eingebettet und nutzen die Information und Intelligenz, die im Verbindungsnetzwerk verborgen sind. Beleuchtung, Ton, Bild, Haushaltsgeräte, Geräte zur Gesundheitspflege und verteilte Dienste arbeiten nahtlos zusammen, um mit Hilfe natürlicher und intuitiver Benutzeroberflächen das Gesamterleben des Anwenders zu verbessern." (De Ruyter, B. et al. 2011: 147)

2.3 Ambient Assisted Living (AAL)

„Unter „Ambient Assisted Living" (AAL) werden Konzepte, Produkte und Dienstleistungen verstanden, die neue Technologien und soziales Umfeld miteinander verbinden und verbessern mit dem Ziel, die Lebensqualität für Menschen in allen Lebensabschnitten, vor allem im Alter, zu erhöhen. Übersetzen könnte man AAL am besten mit „Altersgerechte Assistenzsysteme für ein gesundes und unabhängiges Leben". Damit wird auch schon skizziert, dass AAL in erster Linie etwas mit dem Individuum in seiner direkten Umwelt zu tun hat." (BM für Bildung und Forschung, 2012)

Das AAL zielt darauf ab, AMI-Konzepte und -Technologien so einzusetzen, dass sie Menschen „... in ihrer persönlichen Umgebung *Sicherheit und Schutz* ... bieten und durch *Stimulation* Ältere zur Aufrechterhaltung eines selbstständigen Lebensstils zu *befähigen*." (De Ruyter, B. Et al. 2011: 150, kursiv wie im Original).

Oder, etwas einfacher ausgedrückt: „Ambient Assisted Living bedeutet: Leben in einer durch „intelligente" Technik unterstützten, assistierenden Umgebung, die sensibel und anpassungsfähig auf die Anwesenheit von Menschen und Objekten reagiert und dabei dem Assistenzbedürftigen und/oder dem Assistenzgebenden vielfältige Dienste leistet und Informationen bietet." (Meyer, W. 2011, 94)

2.4 Sturz

Es gibt viele verschiedene Definitionen davon, was unter einem Sturz zu verstehen ist, beispielsweise beschreibt ihn die DEGAM als „ein unfreiwilliges, plötzliches, unkontrolliertes Herunterfallen oder -gleiten des Körpers auf eine tiefere Ebene aus dem Stehen, Sitzen oder Liegen. Als Sturz bzw. Beinahe-Sturz ist auch zu verstehen, wenn ein solches Ereignis nur durch ungewöhnliche Umstände, die nicht im Patienten selbst begründet sind, verhindert wird, z.B. durch das Auffangen durch eine andere Person." (Zeitler, H.-P.; Gulich, M. 2007: 7).

Im Expertenstandard Sturzprophylaxe wird eine andere Definition verwendet: „Ein Sturz ist jedes Ereignis, in dessen Folge eine Person unbeabsichtigt auf dem Boden oder auf einer tieferen Ebene zu liegen kommt." (Deutsches Netzwerk für Qualitätsentwicklung in der Pflege 2006: 7).

Durch unterschiedliche Definition kommt es auch zu unterschiedlichen Angaben über Anzahl, Ursachen, Folgen und Präventionsmöglichkeiten von Stürzen.

Obwohl die Autorin der Ansicht ist, dass die Definition der DEGAM aktueller und wesentlich zutreffender – weil präziser – ist und sich auch nicht auf ein „Liegen" nach dem Sturz versteift, wird in dieser Arbeit dennoch die auch vom DNQP ausschnittsweise verwendete Definition der Kellogg International Work Group on the Prevention of Falls by the Elderly von 1987 zu Grunde gelegt, da dies in Deutschland üblich ist, und es sonst zu Miss-

Regina Binöder

verständnissen und Ungenauigkeiten kommen könnte.

3. AAL – ein Silberstreif am Horizont

Noch gibt es nicht viele Akteure, die das Feld des AAL in Deutschland vor-
antreiben wollen.

Das Fraunhofer Institut spielt eine Vorreiterrolle in der Erforschung der Potentiale, die im AAL für die Bewältigung der Probleme in der künftigen Al-
tenversorgung schlummern. (vgl. Fraunhofer Institut 2012).
Auch das Bundesministerium für Bildung und Forschung engagiert sich
zum Thema und ist bemüht, AAL und die bisherigen Entwicklungen auf
diesem Gebiet in Deutschland und Europa bekannter zu machen (vgl. BM
für Bildung und Forschung 2012).

Aus pflegewissenschaftlicher Sicht sind die Universitäten Osnabrück und
Bremen mit ihren Forschungen mit an vorderster Front und forcieren immer wieder die humanwissenschaftliche Herangehensweise an ein Thema, das häufig aus technischer, wirtschaftlicher oder rein medizinischer
Perspektive betrachtet wird. Gemeinsam mit einigen anderen Universitäten werden hier AAL-Technologien entwickelt, erprobt und auch die letzt-
endlichen Nutzer und ihr relevantes Umfeld bereits im Vorfeld zu Meinun-
gen, Problemen, Hoffnungen und Befürchtungen befragt (vgl. Hülsken-
Giesler, M. et al. [ca. 2007]).

Die Forschungsgruppen um AAL haben sich bereits auf verschiedenen
Wegen den Themen Sturz, Sturzvermeidung und Sturzerkennung durch
AAL und AMI genähert: Es finden sich bisher folgende Forschungsfelder:

- Unterstützung durch Verbesserung der Umweltbedingungen
- Bessere Kontrolle der körperlichen Verfassung und Erhebung des
  aktuellen Gefahrenpotentials durch Telemonitoring
- „mitdenkende" Einrichtungsgegenstände, die z.B. an notwendige
  Handlungen – wie die Medikamenteneinnahme – erinnern, oder
  Gefahrensituationen erkennen können und einen Alarm auslösen.
- Mobilitätsassistenten, die gleichzeitig körperliche Unterstützung bieten und durch eine Navigationsfunktion bei der Orientierung helfen,
  z.B. der iWalker, ein Rollator der neuen Generation.
- Sturzsensoren unterschiedlicher Art, die zur Sturzerkennung oder -
  prädiktion genutzt werden können

Im Folgenden wird eine Auswahl an bisher entwickelter Technik vorge-
stellt, die für die Sturzprophylaxe oder -identifizierung Relevanz besitzt.

3.1 Ein Helfer in der Dunkelheit

Gerade in der Nacht ist die Sturzgefahr für ältere Menschen sehr hoch:
der Blutzuckerspiegel ist zwischen 2:30 Uhr und 05:00 Uhr physiologisch

7

niedriger, als gewöhnlich, auch Blutdruck und Puls sinken im Schlaf deutlich ab, sämtliche Leistungs- und Reaktionsfähigkeit ist herabgesetzt, die Orientierung eingeschränkt. Der Parasympathikus hat das Zepter über den Körper übernommen. Meldet sich nun in diesem Zustand die Blase, wacht der Mensch auf und möchte rasch zur Toilette gehen. Ist es im Zimmer dunkel, kann sein/e BewohnerIn nicht einmal sehen, ob Gegenstände im Weg liegen und wo dieser Weg überhaupt entlang geht. In diesem Moment stürzen viele Betagte, die ohnehin über langsamere Reflexe und Reaktionen verfügen, als Jüngere und auch nicht mehr die Kraft und Geschwindigkeit besitzen, einen Sturz zu vermeiden.

Zur Entschärfung dieser Gefahrensituation wurde vom Fraunhofer Institut ein Orientierungslicht im Fußboden entwickelt, das ebenso verblüffend simpel wie wirkungsvoll arbeitet: Stellt ein Bewohner im Dunkeln seine Füße auf den Fußboden neben dem Bett, wird dies von Sensoren registriert. Eine in den Boden eingebaute Lichtleiste schaltet sich automatisch ein und beleuchtet den Weg ins Badezimmer (vgl. Fraunhofer Institut: 2012).

Die Selbständigkeit der Person wird durch dieses Lichtleitsystem in keiner Weise eingeschränkt, sondern – ganz im Gegenteil – sogar gefördert. Es handelt sich nicht um eine Kontrollmaßnahme oder Überwachung, sondern lediglich um eine Assistenz, um das gewünschte Ziel alleine zu erreichen.

3.2 Telemonitoring – Erheben des Gefahrenpotentials und Notfallerkennung

3.2.1 Fernüberwachung

Vitalzeichen lassen sich inzwischen auch aus der Ferne kontrollieren und beurteilen. Meist führt hierbei der Nutzer die Messungen selbst durch und übermittelt die Ergebnisse anschließend von einer Basisstation via Telephon oder Internet an ein Beobachtungszentrum, in dem medizinische Experten die Daten auswerten. (vgl. Nehmer, J. et al. 2011: 81, 82)

So werden häufige Arztbesuche zur Kontrolle einfacher Parameter, wie dem Blutdruck oder -zucker unnötig, was sowohl für den Patienten, als auch die Arztpraxis eine Entlastung bedeutet. Ressourcen werden frei, für den / die PatientIn, da nun Zeit zur freien Verfügung steht, die vorher im Wartezimmer verbracht worden wäre, für die Praxis, da nun jemand anderes den frei gewordenen Termin nutzen kann.

3.2.2 Automatische Notfallerkennung

Um über abgelaufene Sturzgeschehen oder die drohende Gefahr eines Sturzes informiert zu werden, gibt es noch eine weitere Möglichkeit des Telemonitorings: die automatischen Notfalldetektoren. Diese lassen sich vorerst grob in folgende Arten einteilen:

1. kleine Geräte, die um Taille oder an der Brust getragen werden: Sie

erfassen Stöße, die eine definierte Schwelle überschreiten. Gleichzeitig bestimmt ein Neigungsmesser die Lage des Körpers. Kommt es zu einem Sturzereignis, so erkennt das Gerät dies und löst bei den Angehörigen oder der Pflegeorganisation Alarm aus.

2. Bewegungsmelder, die Pflegende informieren, wenn die zu pflegende, demente Person einen Bereich betritt, der Gefahrenpotentiale für sie birgt.

3. Sturzidentifizierung durch Sensoren in der Umgebung, ohne ein Gerät am Körper: hier gibt es verschiedene Lösungsansätze, die auf druckempfindlichen Matten, Videotechnologie oder 3D-Positionsbestimmung basieren. Ein Beispiel für diese Art von Sturzsensoren ist der „Vorwerk Thinking Carpet", ein Teppich, der bei Bedarf Alarm schlägt. (vgl. Nehmer, J. et al. 2011: 81)

Außerdem hat die Universität Osnabrück begonnen, an Accelerometern zu arbeiten. Es handelt sich hierbei um Beschleunigungssensoren, die am Körper getragen werden, und die sowohl ein akutes Sturzereignis erkennen, als auch eine kontinuierliche Beurteilung der Sturzgefahr durchführen können sollen, indem sie eine schleichende Verminderung der Mobilität anhand veränderter Bewegungsabläufe feststellen. Mit dieser Möglichkeit kommt zu den eben genannten drei Arten der automatischen Notfallerkennung noch die Sturzprädiktion als vierte hinzu (vgl. Hülsken-Giesler, M. et al. (2010): 2).

3.3 Sicherheit durch zuverlässige Medikamenteneinnahme

Die Einnahme einiger Medikamente, zum Beispiel blutdruck- oder blutzuckerregulierender Substanzen, kann zur Sturzprophylaxe gezählt werden, da sie für einen reibungslosen Ablauf von Körperfunktionen sorgen sollen, bei denen ein Abweichen von Normwerten schnell zu Fehlfunktionen führen kann, die beispielsweise eine Ohnmacht, und damit einen nicht zu kontrollierenden Sturz, verursachen.

Es ist ein bekanntes Problem, dass ältere Menschen auch ohne Demenz öfters die Einnahme ihrer Medikamente schlichtweg vergessen. Um diesen Personen eine zuverlässige Erinnerung zukommen lassen zu können, hat das Fraunhofer Institut gemeinsam mit anderen Firmen in einem EU-Projekt einen Medikamentenschrank entwickelt, der zur gewünschten Uhrzeit an die Einnahme erinnert (vgl. Fraunhofer-Allianz Ambient Assisted Living PERSONA Project und Fraunhofer Institut 2012).

3.3 Aktivierung zur Bewegung

Es ist wissenschaftlich erwiesen, dass sich körperliche und geistige Aktivität auch positiv auf die geistigen Fähigkeiten im Alter auswirkt und teilweise sogar das Altern – sowohl das körperliche, als auch das geistige – verlangsamen kann . Daher ist es empfehlenswert, sich als gesunder (älterer) Mensch auf jeden Fall einen aktiven Lebensstil anzueignen (vgl. Schlicht,

W. 2010: 36 – 37).
Bei einer Kombination von kognitivem und körperlichem Training lässt sich
ein positiveres Ergebnis messen, als bei beiden Trainingsformen einzeln,
es bestehen also Synergieeffekte zwischen ihnen, wodurch sich ein
Programm empfiehlt, das beide Formen berücksichtigt (vgl. Kolassa, I.-T.
et al. 2010: 59).

3.3.1 Training der kognitiven Fähigkeiten

Bei gesundem Altern zeigt sich in Studien, dass die positiven Effekte, die
durch regelmäßiges Gedächtnistraining erzielt werden, nicht auf andere
Bereiche oder den Alltag transferiert werden können, die Verbesserungen
im trainierten Bereich bleiben jedoch über mehrere Jahre erhalten. Allerdings kann bei einer speziell ausgearbeiteten Form des kognitiven Trai-
nings erreicht werden, dass sich die geistige Verarbeitungsgeschwindig-
keit in allen Bereichen deutlich verbessert .
Auch bei leichter kognitiver Beeinträchtigung und Demenz werden Unter-
suchungen über eine Verbesserung der Hirnfunktionen in Form von kognitiver Stimulation (in Gruppenaktivitäten und Diskussionen), kognitivem
Training (speziell auf konkrete kognitive Bereiche zugeschnitten) und kognitiver Rehabilitation (individuell, eventuell in Zusammenarbeit mit der
Familie, auf die spezielle Problematik beim Einzelnen abgestimmt) durch-
geführt. Diese Studien sind zur Zeit noch zu rar gesät, um bereits sichere
Ergebnisse feststellen zu können, es gibt jedoch erste Befunde aus allen
drei Formen, die etwas Optimismus rechtfertigen (vgl. Kolassa, I.-T. et al.
2010: 50 – 54).

Auch wenn die positive Auswirkung von geistiger Aktivität auf den körperlichen Zustand noch nicht eindeutig erwiesen ist, so gibt es dennoch bereits
jetzt Ansätze bei AAL, kognitive Fähigkeiten zu trainieren.
Im CareLab in Eindhoven wird beispielsweise ein System getestet, das
eine Plattform für mehrere Funktionen bietet. Um den älteren Herrschaften
den Umgang mit der Technik zu erleichtern und Ressentiments abzubau-
en, läuft die komplette Bedienung über den Fernsehapparat, mit dem die
Nutzer bereits vertraut sind. Hier können die Menschen unter anderem
Gehirntrainings absolvieren und haben gleichzeitig über das Programm
die Möglichkeit, zu sehen, wer von ihren Bekannten ebenso regelmäßig
das Training durchführt, was nicht nur zu besserer Leistung und regelmä-
ßiger Teilnahme anspornt, sondern auch das zufriedene Gefühl einer ge-
lebten Gemeinschaft ermöglicht und somit zum allgemeinen Wohlbefinden
beiträgt (vgl. de Ruyter, B. et al. 2011: 151).

Die bereits entwickelten Trainingseinheiten, die vielversprechender sind,
folgen alle dem gleichen Grundsatz. Dieser „... Gruppe von Ansätzen liegen Befunde zu Grunde, dass Lebensstile mit einem hohen Niveau an kognitiver Aktivität mit geringeren kognitiven Verlusten im Alter einhergehen.
... Sie sind dadurch charakterisiert, dass sie die kognitiven Komponenten
aktiver Lebensstile durch Aufgaben anregen, welche verschiedene kognitive Fähigkeiten beanspruchen oder vielseitige Aktivierung in verschiede-

nen Hirnarealen auslösen." (Schmiedek, F. et al. (2011): 36).
Die Übungen sollten über viele Sitzungen hinweg herausfordernd bleiben
und individuell angepasste Schwierigkeitsgrade besitzen. Sie sollten
verschiedenartige Aufgaben umfassen, um die Entwicklung von
Automatismen bei der Lösung zu vermeiden. Außerdem ist es wichtig,
dass ein sofortiges Feedback über den Trainingserfolg weitergeleitet wird,
um die Übungen den Nutzerbedürfnissen anpassen zu können. Diesen
hohen Anforderungen werden am besten internet-basierte Ansätze
gerecht, da sie eine Speicherung der relevanten Daten ermöglicht, sich
das Programm jederzeit auf dem aktuell benötigten Stand befindet und ein
Austausch der Erfahrungen über die Trainingserfahrungen via Internet
einfach möglich sind. Aber auch hier zeigt sich ein Problem, die
Ergebnisse valide zu evaluieren, da der Erfolg nur in empirischen Studien
nachzuweisen ist. Wird sich herausstellen, dass es keine wesentliche,
langfristige Verbesserung der kognitiven Aktivitäten gibt, so ist der Preis,
den die Testpersonen dafür zahlen müssen, nämlich die für das Training
aufgebrachte Zeit, die sie so nicht für hilfreichere Aktivitäten verwenden
konnten, zu hoch (vgl. Schmiedek, F. et al. (2011): 37 – 38).

3.3.2 Unterstützung körperlicher Aktivität durch Fußgängernavigationssysteme

Im höheren Alter sind häufig Sinneswahrnehmungen, wie das Sehen und
Hören, zunehmend eingeschränkt, wodurch die räumliche Orientierung
deutlich erschwert wird. Damit auch Personen mit Handicaps in diesen
Bereichen weiterhin ohne fremde Hilfe ihren gewohnten Aktivitäten nach-
gehen können, befindet sich zur Zeit auch ein spezielles Fußgängernavi-
gationssystem in der Erprobung, das vor allem für ältere Nutzer geeignet
sein soll. Eine wichtige Besonderheit bei diesem Gerät ist, dass es nicht
nur die altersbedingte Zunahme von Schwierigkeiten mit kognitiven Anforderungen berücksichtigen muss, sondern auch, dass die Verarbeitung von
Informationen beim Gehen die Aufmerksamkeit in höherem Alter vermehrt
auf sich – und somit weg vom Akt des Gehens – zieht und dadurch eine
erhöhte Sturzgefahr besteht. Um nicht unnötig vom Bewegungsablauf ab-
zulenken, muss das System also so einfach und nachvollziehbar wie möglich arbeiten.
Von besonderem Interesse ist auch das Untersuchungsergebnis, dass älteren Menschen die räumliche Orientierung wesentlich leichter fällt, wenn
sie eine sensomotorische Unterstützung, z.B. in Form eines Geländers, an
dem sie sich festhalten können, erhalten (vgl. Schellenbach, M. et al.
2011: 53 – 55).

3.4 iWalker

In diesem Zusammenhang wird das Potential des iWalkers, einer Entwicklung aus dem BAALL, einem Forschungszentrum in Bremen, deutlich. Er
basiert auf einem herkömmlichen, im Handel erhältlichen Rollator, der zusätzlich mit elektronischen Bremsen, Radsensoren, Laserscannern und ei-

nem Steuerungs- PC ausgerüstet ist. Die Kommunikation zwischen Nutzer und Gerät erfolgt über gesprochenes Wort, aber auch über multimodale Schnittstellen, die zum Beispiel über Touchscreen Gesten und Visualisierung miteinander verbinden, um dem Anwender eine Auswahl an Möglichkeiten zu bieten, aus der er sich individuell die bevorzugte aussuchen kann. Der iWalker erkennt durch seine Sensoren Hindernisse auf dem Weg und kann auf zwei Arten helfen, diese zu umgehen: einerseits hat er die Möglichkeit, mit dem Navigationsassistenten über die Darstellung von Pfeilen die Ausweichrichtung anzugeben, auf der anderen Seite kann er auch aktiv den Richtungswechsel durch gezielte, sanfte Bremsmanöver einleiten. Somit unterstützt er auch Personen mit eingeschränkter Sehkraft.

Da gerade beim Aufstehen erhöhte Sturzgefahr besteht, ist es für die Zukunft geplant, dem iWalker eine weitere Funktion hinzuzufügen. Er soll dann automatisch seine Bremsen aktivieren, sobald ein oder beide Haltegriffe losgelassen werden, damit die unterstützungsbedürftige Person sich beim Aufstehen, einem „klassischen" Sturzmoment, sicher abstützen kann (vgl. Krieg-Brückner, B. et al. (2011): 163,168 – 169) .

4. Heutiger Stand der Verwendung von AAL-Technologien und Wohnungsausstattungen

Längst gehören die verschiedensten Assistenzsysteme zur Standardausrüstung in jedem neuen Auto: elektrische Türverriegelung, ABS oder das Auslösen des Airbags bei einem Unfall sind nur einige Beispiele dafür. In den Unfallstatistiken schlagen sich diese Helfer positiv nieder. „... Die Anzahl an Unfällen, an Unfallbeteiligten und an Toten im Straßenverkehr sinken, zumindest in Deutschland. Bei Unfällen im Haushalt sterben mittlerweile mehr Menschen ... als bei Verkehrsunfällen ... und 85% der Personen, die 2008 im Haushalt verunglückten, waren über 65 Jahre alt." (Eberhardt, B., Fachinger, U. (2010): 33).

Dennoch finden AAL-Technologien in der Altenpflege derzeit noch hauptsächlich im Labor oder in „Test-Wohnungen" Anwendung, da es auf diesem Sektor bisher kaum hinreichend erprobte Erfindungen gibt, die sich der breiten Bevölkerung anbieten könnten.

„Bereits seit einiger Zeit existieren Forschungsprogramme auf regionaler, nationaler und internationaler Ebene, die nicht nur die Forschung als solche fördern, sondern auch zur Vernetzung der Forschungseinrichtungen und Industriepartner beitragen sollen. ... Die existierenden Initiativen und Forschungsprogramme im Bereich autonomer Lebensführung sind allerdings stark fragmentiert. Es gibt einige Forschungsinitiativen auf regionaler, nationaler und internationaler Ebene, sie basieren allerdings nicht auf einer umfassenden Forschungsagenda. Betrachtet man die aktuelle wirtschaftliche Entwicklung, ist der bisher erreichte Fortschritt mehr oder weniger enttäuschend." (Eberhard, B., Fachinger, U. (2010): 39)

Für den Wohnungsmarkt bringt die demographische Entwicklung bereits jetzt schon Konsequenzen mit sich. Zur Zeit sind Familien noch die größte Gruppe an Nachfragern, diese Position werden aber in Zukunft die Senioren einnehmen, die völlig andere Ansprüche an ihren Wohnraum stellen. Daher werden die Wohnungen in Zukunft andere Kriterien erfüllen müssen, je nachdem, welche Kategorie von Älteren bedient werden soll. Die Senioren sind nämlich nicht als eine homogene Gruppe zu sehen, vielmehr gibt es drei verschiedene Arten älterer Menschen:

- aktive Vorruheständler, die sich Komfort und wohnbegleitende Dienstleistungen wünschen

- die eigentlichen Ruheständler, bei denen die geistige und körperliche Leistungsfähigkeit allmählich abnimmt, es besteht hier eine erhöhte Nachfrage an betreutem Wohnen und Dienstleistungen

- Hochbetagte. Der Betreuungs- und Pflegebedarf nimmt rapide zu, es werden meist Gesundheitsdienstleistungen benötigt

Die veränderten Ansprüche aller dieser Gruppen beziehen sich auf Wohnumfeld, Wohnungsgestaltung und Dienstleistungen, zu denen das assisted living gezählt wird. Es ist auch zu erwarten, dass neue Wohn- und Nutzformen entstehen werden (vgl. Hartmann, A., Kutscheid, S. (2011): 32).

5. Was bringt die Zukunft?

Für Deutschland wird für die AAL - Forschung und - Entwicklung ein Standortvorteil gesehen, da gerade auf den Gebieten der Ingenieurswissenschaften und des Maschinenbaus viele deutsche Unternehmen Weltmarktführer sind, auch wenn der technische Vorsprung nicht im Sozial- und Pflegesektor besteht und deshalb noch viele Anlaufschwierigkeiten für diesen Markt bestehen. Sind die Forscher in der Lage, eine echte Beteiligung der Endnutzer einzuführen, so könnte die bisherige verbraucherunfreundliche Techniklastigkeit der Entwicklungen überwunden werden. Einen Versuch, diese Herausforderung anzunehmen, ist das Projekt „Barrierefreie Gesundheitsassistenz". Es handelt sich bei dieser Technik um ein Set aufeinander abgestimmter, körpernaher Sensoren, die verschiedene Aufgaben erfüllen können sollen. Bereits die erste Phase beinhaltet unter anderem auch eine Funktion zur Sturzerkennung und -meldung (vgl. Pensky, N., Besser, J. (2011): 121 – 125).

Für die Etablierung eines Leitmarktes in Deutschland spricht außerdem die Tatsache, dass hier im Vergleich zum europäischen Durchschnitt der Altersquotient heute und in der zukünftigen Entwicklung höher ist, als bei unseren Nachbarn, und so in unserem Land bereits früher und vermehrt der Bedarf an AAL-Lösungen besteht. Dadurch können Produkte sich erst im Binnenmarkt erproben und verbessern, um sich dann später im internationalen Markt vorn zu positionieren, wenn dort, für die deutschen Anbieter quasi mit Verspätung, eine Nachfrage entsteht (vgl. Blind, K.; Gauch, S. (2010): 63)

Ein wichtiger, noch fehlender Schritt in der Entwicklung marktfähiger AAL-Systeme ist, ein sinnvolles, nützliches Gesamtsystem aus den vielen Puzzleteilen von technischen Einzellösungen zusammen zu setzen und so eine Neuerung auf den Markt zu bringen, die wirklich den Bedarf der Zielgruppe erkennt und deckt. In München wird derzeit von der Diakonie Neuendettelsau und der Arbeiterwohlfahrt München gemeinsam ein Kompetenzzentrum für dementiell erkrankte Menschen errichtet, das diese Anforderung erfüllen soll (vgl. Horneber, M. (2011): 147).

Da sich Assistenzsysteme nicht nur für erkrankte oder alte Personen anbieten, sondern allen Menschen das Leben erleichtern können, sollte die Sichtweise auf die Zukunftsfähigkeit der Produkte nicht zu eng eingeschränkt ausfallen. Der tatsächliche Erfolg der Erfindungen hängt allerdings auch davon ab, ob sich die potentielle Kundschaft die Technologien überhaupt leisten kann und will. Die derzeit noch sehr hohen Preise sind hier sicherlich von Nachteil für die Etablierung am Markt (vgl. Eberhardt, B., Fachinger, U. (2010): 38).

Auf der lokalen Ebene werden die Assistenzsysteme weitreichende Folgen haben: Für die älteren Menschen bedeuten sie einen Zugewinn an Autonomie, sie werden aber auch für private Netzwerke, private und professionelle Pflege und die medizinische Versorgung Unterstützung bieten. „Wenn es um die Implementierung von AAL-Lösungen geht, ist die so genannte intelligente Haustechnik ein wesentlicher Baustein. Zur Entwicklung derartiger Technologien werden seit mehr als zwanzig Jahren im Rahmen von Forschungs- und Studienprojekten mit modernster Technik ausgestattete Häuser und Wohnungen gebaut. Die meisten älteren Menschen leben allerdings nicht in neuen Häusern und werden dies wahrscheinlich auch in Zukunft nicht tun. Daher ist es erforderlich, ein häusliches Umfeld im existierenden Wohnungsbestand zu schaffen, das eine selbständige Lebensführung fördert, denn ein schlecht ausgestattetes Wohnumfeld stellt eine wesentliche Einschränkung für eine technologiegestützte häusliche Betreuung dar." (Eberhard, B., Fachinger, U. (2010): 40 – 41).

Auch auf regionaler Ebene kann von AAL profitiert werden. Hier handelt es sich vor allem um Güter, für die auf lokaler Ebene eine zu geringe Nachfrage besteht. Es handelt sich hierbei um integrierte Versorgungskonzepte, telemedizinische und geriatrische Versorgung, assistierende Technologien in Kombination mit neuen Dienstleistungen als Ersatz rückläufiger Infrastrukturen, Internet-Nutzung für soziale Aktivitäten und Forschung und Produktion (vgl. Eberhard, B., Fachinger, U. (2010): 42 – 50).

Für den globalen Markt weist AAL ebenso hohe Potentiale auf. Denkbar sind hier, abgesehen von der Versorgung älterer Personen, auch Wellness und Tourismus als interessierte Branchen. Allerdings wird auch in diesem Markt wieder die Frage der Finanzierbarkeit den theoretisch beinahe unbegrenzten Möglichkeiten Grenzen setzen (vgl. Eberhard, B., Fachinger, U. (2010): 51 – 52).

Regina Binöder

Das BMG hat es sich zur Aufgabe gemacht, die Pflege in Deutschland zu stärken. Ganz neu ist in diesem Jahr, am 29.06.2012, daher das Pflege-Neuausrichtungs-Gesetz verabschiedet worden. Bundesgesundheitsminister Daniel Bahr betont, dass es ihm ein großes Anliegen sei, Pflege zu individualisieren und zu flexibilisieren. Auch das BMG habe die Notwendigkeit erkannt, sich um die Finanzierung von Pflege zu kümmern, da in Zukunft immer weniger Beitragszahler für immer mehr Pflegebedürftige aufkommen werden müssen. Pflegende Angehörige sollen besser unterstützt werden, um diese Problematik zu entschärfen. Pflege soll bedarfsgerechter finanziert werden, sodass die für den einzelnen Pflegebedürftigen notwendigen Maßnahmen individuell kombiniert werden können. Unter anderem sieht das Gesetz auch vor, dass Zuschüsse der Pflegekassen für die Verbesserung des Wohnumfeldes künftig ohne Eigenanteil der Pflegebedürftigen gewährt werden (vgl. O.V., BMG a) (2012): 1 – 2). Auch kündigt das BMG an, Wohngruppen als alternative Wohnform zukünftig stärker fördern zu wollen. Hier sieht das neue Gesetz eine Förderung von bis zu über € 20.000.- für Investitionskosten vor (vgl. O.V., BMG (2012): 8). Diese Neuerungen könnten sich als Türen erweisen, die den Weg zu einer Finanzierung von AAL für den assistenzbedürftigen Teil der Bevölkerung eröffnen, auch wenn das BMG AAL in diesem Zusammenhang nicht erwähnt.

6. Ethische Aspekte

„Interventionen, die Menschen unglücklich machen und Verhaltensalternativen einschränken[,] statt zu erweitern, sind keine guten Interventionen. Interventionen, die die sozial ungleiche Verteilung von Gesundheitschancen vergrößern, statt zu verkleinern, sind im Sinne der Gesundheitsförderung keine Erfolge." (Waller, H.; Blättner, B. 2011: 267).

Für die Betroffenen selbst steht im Allgemeinen der verständliche Wunsch nach Freiheit und Autonomie im Vordergrund, der sicherlich für viele Pflegebedürftige mit Hilfe von AAL-Technologien in Erfüllung gehen könnte (vgl. Meyer, W. (2011): 92 – 93).

Die Probleme, die AAL dabei aus ethischer Sicht aufwirft sind vielfältig: der Datenschutz und der Schutz der Privatsphäre seinen hier an erster Stelle genannt. Wer kann was über den versorgten Menschen in Erfahrung bringen? Wie viel möchte oder muss man von sich preisgeben, um eine optimale Versorgung zu ermöglichen?
Aber auch Fragen nach Zuständigkeit und Verantwortlichkeit kommen auf, da eine klare Rollenverteilung bei den lose mit einander verbundenen Anbietern noch nicht verbindlich gegeben ist. Wie wird diese Verantwortlichkeit zugewiesen und koordiniert? Wer ist im Ende für was verantwortlich und haftbar?
Und nicht zu Letzt die Frage: wird die Abhängigkeit der Betroffenen durch den Einsatz assistiver Technik verkleinert, oder vergrößert? (vgl. Körtner,

U. (2011): 84).

Da es vielen potentiellen Nutzern auch ein wichtiges Bedürfnis ist, das Gefühl möglichst hoher Sicherheit zu haben, sind sie sicherlich auch häufig bereit, mehr als unter anderen Umständen von sich zu offenbaren, wenn sie dadurch ihr Ziel – Autonomie und Sicherheit – zu erreichen hoffen. Es ist daher in der Verantwortung der Entwickler und Anbieter der AAL-Technologien, die Zwickmühle, in der sich die älteren Menschen hier befinden, nicht auszunutzen, sondern den ethisch-moralischen Aspekt in diesem Fall vorn anzustellen und sich verantwortungsbewusst zu verhalten.

Was auch niemals vergessen werden darf: „Assistive Technologien werden ihrem Namen nur dann gerecht, wenn sie eben tatsächlich nur als Unterstützung, nicht aber als Ersatz für menschlichen [sic!] Zuwendung und Hilfeleistungen gedacht sind, als Förderung eines selbstbestimmten Lebens, aber nicht als Verstärkung von Vereinzelung und Vereinsamung." (Körtner, U. (2011): 85)

Wenn Zeit, die vorher beispielsweise für aufwändige Dokumentationsarbeit aufgebracht werden musste, nun für ein Miteinander genutzt werden kann, da die Technik automatisch die relevanten Daten sammelt, lässt sich auch in Zeiten des Personalmangels so ein Mehr an menschlicher Zuwendung realisieren.

Beim Einsatz von AAL bei Dementen wird der Bedarf gesehen, die betroffene Person so früh und so weit wie irgend möglich in den Entscheidungsprozess für oder gegen die Technologie einzubeziehen. Hier zeigt sich ein breites Spektrum an Reaktionen, von absoluter Ablehnung bis hin zu großer Akzeptanz. Die Entscheidung muss also für jeden einzelnen individuell getroffen werden und gestaltet sich, je nach Schwere der Demenz manchmal auch sehr schwierig bis unmöglich (vgl. Wahl, H.-W. et al. (2010): 27)

Um eine gerechte Verteilung der Ressourcen zu ermöglichen, muss, wie für viele andere Gesundheitsleistungen, auch im AAL-Feld die Finanzierung noch geregelt werden, damit es nicht zu einem Privileg wird, sich diese Möglichkeiten leisten zu können oder eine Risikoselektion stattfindet. Für eine finanzielle Nachhaltigkeit ist eine Mischung aus allgemeinen Deckungsmitteln, wie z.B. Steuern, Sozialversicherungsbeiträgen, Risikoprämien, Selbstbeteiligung, Zuzahlung oder Konsumausgabe empfehlenswert (vgl. Henke, K.-D.; Troppens, S. (2010): 136 – 137)

7. Persönliches Resumée

Das erste Mal kam ich mit dem Themenkomplex AAL während einer Präsenzveranstaltung für mein Studium in Kontakt. Ein Dozent berichtete über seine Arbeit und zeigte uns einen anfangs sehr futuristisch anmutenden, mir bislang völlig unbekannten Weg in die Zukunft. Meine erste Reaktion war Misstrauen, da mir sofort die großen Überwachungspotentiale und Möglichkeiten für einen „gläsernen Patienten" ins Auge sprangen.

Selbstbestimmung und das Wahren der Würde und Intimsphäre sind mir immer schon ein großes Anliegen, das ich durch Sensoren, Kameras und das Aufzeichnen sämtlicher Lebensführung selbstverständlich in Gefahr sah. Damit der Lebenstraum von Autonomie nicht zum Lebensalbtraum der absoluten Kontrolle, ganz nach dem Motto „Big Brother's watching you" aus der Dystopie von George Orwells „1984", wird, ist es notwendig, die Überwachung der Personen auf ein unbedingt notwendiges Minimum zu beschränken. Die wichtigste Größe in diesem Zusammenhang ist für mich die Aussage der pflegebedürftigen Person selbst. Was der Mensch nicht von sich preis geben möchte, muss als absolutes Tabu gehandhabt werden!

Es ist aber auch mir schon länger bewusst, dass es neue Wege der Versorgung unserer Pflegebedürftigen geben muss, da sich sowohl die demographische Entwicklung, als auch der Mangel an Arbeitskräften am Pflegemarkt immer weiter verschärfen und die Zukunft in dieser Hinsicht eine große Herausforderung darstellen wird. Sinnvoll und behutsam eingesetzt, den Blick stets auf das gerichtet, was die assistenzbedürftige Person wirklich benötigt und selbst auch befürwortet, stecken in diesem relativ neuen Forschungsfeld sicherlich viel Hoffnung und fast unbegrenzte Möglichkeiten, wenn man Wert darauf legt, sein Leben möglichst lange unabhängig von Anderen zu führen.

Für die heutigen Senioren stellen Computer und moderne Technologien häufig noch eher Fremdkörper dar, mit denen sie in ihrem gesamten Leben nichts zu tun hatten, mit denen sie daher auch nicht vertraut sind und sich teilweise auch gar nicht befassen möchten. Diese Situation erschwert sicherlich die Einführung von assistierenden Systemen und erfordert, die Technik in die gewohnte Umgebung unauffällig einzufügen. Leider beklagen zusätzlich Autoren immer wieder auch die Techniklastigkeit und Benutzer-Unfreundlichkeit der Entwicklungen. Daher gilt gerade heute, in der Anfangsphase dieser Möglichkeiten, der Appell, den Umgang mit den neuen Erfindungen einfach und intuitiv zu gestalten, und den Nutzern ihnen bekannte Kommunikationsmöglichkeiten, wie das gesprochene Wort, oder die Bedienung der Technik über den eigenen Fernseher, zu bieten, womit ja bereits gearbeitet wird. Dieses Problem wird sich meines Erachtens nach aber auch von alleine entschärfen, wenn eine neue Generation von Alten nachkommt, die entspannt und neugierig auf neue Technik zugeht, bei „iWalker" „Skywalker" assoziiert und für die dieser Rollator nach einem Kind von Star Wars und Apple klingt, ohne ihnen damit Angst einzujagen.

Wichtig für ein gutes und rasches Gelingen der AAL-Forschung ist meiner Ansicht nach nicht nur, dass die Endnutzer mehr in alle Phasen der Entwicklung eingebunden werden, auch der noch sehr geringe Bekanntheitsgrad von AAL ist ein Problem, das möglichst schnell überwunden werden muss, denn wenn die Bevölkerung nichts von den Möglichkeiten weiß, wird sie diese auch nicht nutzen können. Außerdem ist es auch dringend erforderlich, dass sämtliche Beteiligten, wie Industrie, Pflege und Pflegewissenschaft, Soziologen, Psychologen, Datenschützer, Politik etc. an einem Strang ziehen und gemeinsam Hindernisse aus dem Weg schaffen. Bislang ist hier allerdings noch viel Raum für Verbesserungen nach oben frei.

Alleine der Vorstoß des BMG, das Pflege-Neuausrichtungs-Gesetz, ist aus pflegerischer Sicht kurz gesagt eine einzige Enttäuschung und zeigt, wie über die Köpfe der anderen Akteure hinweg Politik gemacht wird. Mit keinem Wort wird erwähnt, wie man von Seiten der Politik mit dem aktuellen Pflegenotstand umzugehen gedenkt, an Pflegekräfte wird gar nicht gedacht, weder was Möglichkeiten der Rekrutierung von neuen KollegInnen betrifft, noch wie man die Arbeitssituation verbessern könnte. Solange die Politik mit einer derartigen Ignoranz den Pflegekräften gegenübertritt, kann weder eine Verbesserung der Arbeitsbedingungen, noch des Ansehens dieser großen Berufsgruppe in der Bevölkerung gelingen; der Berufsgruppe im Übrigen, nach deren Tätigkeit das neue Gesetz benannt wurde und mit der die Versorgung der Senioren jetzt und in Zukunft steht und fällt. Wenn die einzelnen Akteure weiterhin alle für sich an ihren Lösungen alleine „herumbasteln", wird es wohl nicht gelingen, ein sinnvolles und realisierbares Gesamtkonzept zur Lösung der Probleme, die uns bereits aus der Zukunft entgegenblicken, zu entwickeln.

Vielleicht gibt das neue Gesetz aber zumindest Möglichkeiten der Finanzierung von AAL-Technologien frei und ermöglicht es so, den Pflegemangel etwas zu lindern und den pflegebedürftigen Personen, sich auf diesem Weg etwas mehr Autonomie zu verschaffen.

Sicherlich wird es in Zukunft noch viele Erfindungen im Bereich des AAL geben, von denen wir heute nicht zu träumen wagen, Möglichkeiten, auf die wir aus heutiger Perspektive gar nicht kommen (können) und die wieder weitere Felder eröffnen werden. Wir dürfen also gespannt bleiben, die Erforschung neuer AAL-Technologien bleibt wohl noch für längere Zeit eine große Herausforderung für Wissenschaftler und Tüftler, die uns mit immer neuen Ideen überraschen können.

Regina Binöder

Quellenverzeichnis

- Blind, K.; Gauch, S. (2010): Potentiale der innovationsorientierten Normenvorausschau für die Etablierung von Leitmärkten am Beispiel Ambient Assisted Living. In: Fachinger U.; Henke K.-D. (Hrsg.): Der private Haushalt als Gesundheitsstandort – Theoretische und empirische Analysen (Bd. 31 der Reihe Europäische Schriften zu Staat und Wirtschaft). Baden-Baden: Nomos: 61 – 86

- BM für Bildung und Forschung (2012): Innovationen für ein selbstbestimmtes Leben. Online im Internet: http://www.aal-deutschland.de [Stand 02.08.2012]

- O.V., BMG (2012): Wohngruppen stärker fördern. In: BMG Gesundheitspolitische Informationen, Sonderausgabe „Pflege-Neuausrichtungs-Gesetz (Juli 2012)", Berlin, ohne Verlag, 8

- O.V., BMG a) (2012): Pflege zukunftsfähig machen – das Pflege-Neuausrichtungs-Gesetz. In: BMG Gesundheitspolitische Informationen, Sonderausgabe „Pflege-Neuausrichtungs-Gesetz (Juli 2012)", Berlin, ohne Verlag 1 – 2

- De Ruyter, B. et al.(2011): „Ambient Assisted Living" im CareLab. In: Lindenberger, U. et al (Hrsg.): Altern und Technik (Bd. 104 der neuen Folge Nummer 368 Nova Acta Leopoldina, Abhandlungen der Deutschen Akademie der Naturforscher Leopoldina), Halle (Saale): Wissenschaftliche Verlags GmbH: 147 – 154.

- Deutsche Gesellschaft für Public Health e.V (2010): Was ist Public Health? Online im Internet: http://www.deutsche-gesellschaft-public-health.de/informationen/public-health/ [Stand: 06.08.2012]

- Deutsches Netzwerk für Qualitätsentwicklung in der Pflege: Schiemann, D. et al. (2006): Auszug aus der abschließenden Veröffentlichung Expertenstandard Sturzprophylaxe in der Pflege - Entwicklung - Konsentierung – Implementierung. Osnabrück. Online im Internet: http://www.dnqp.de [Stand: 28.07.2012]

- Eberhardt, B., Fachinger, U. (2010): Verbesserte Gesundheit durch Ambient Assisted Living aus globaler, regionaler und lokaler wirtschaftlicher Perspektive. In: Fachinger U.; Henke K.-D. (Hrsg.): Der private Haushalt als Gesundheitsstandort – Theoretische und empirische Analysen (Bd. 31 der Reihe Europäische Schriften zu Staat und Wirtschaft). Baden-Baden: Nomos: 33 – 59

- Fraunhofer-Allianz Ambient Assisted Living PERSONA Project. Online im Internet: http://aal.fraunhofer.de/projects/persona_de.html [Stand: 06.08.2012]

- Fraunhofer Institut (2012): Showcase Pflege 2020. Online im Internet: http://www.dnatube.com/video/3627/Showcase-Pflege2020

- Hartmann, A.; Kutscheid, S. (2011): AAL – Technik für Menschen: Anforderungen und Erfahrungen aus Sicht der Wohnungswirtschaft. In: Horneber, M., Schoenauer, H. (Hrsg.): Lebensräume – Lebensträume. (Bd. 2 der Reihe Dynamisch Leben gestalten, Innovative Unternehmensführung in der Sozial- und Gesundheitswirtschaft.). Stuttgart: Kohlhammer: 30 – 55.

- Heinze R.; Naegele, G. (2010): Intelligente Technik und „personal health" als Wachstumsfaktoren für die Seniorenwirtschaft. In: Fachinger U.; Henke K.-D. (Hrsg.): Der private Haushalt als Gesundheitsstandort – Theoretische und empirische Analysen (Bd. 31 der Reihe Europäische Schriften zu Staat und Wirtschaft). Baden-Baden: Nomos: 109 – 134

- Henke, K.-D.; Troppens, S. (2010): Zur Finanzierung assistierender Technologien. In: Fachinger U.; Henke K.-D. (Hrsg.): Der private Haushalt als Gesundheitsstandort – Theoretische und empirische Analysen (Bd. 31 der Reihe Europäische Schriften zu Staat und Wirtschaft). Baden-Baden: Nomos: 133 – 146

- Höffe, O. (2010): Cicero, Jacob Grimm, Ernst Bloch – Drei Bilder von der Würde des Alters. In: Häfner, H. et al. (Hrsg.): Schriften der Mathematisch-naturwissenschaftlichen Klasse der Heidelberger Akademie der Wissenschaften: Altern gestalten – Medizin, Technik, Umwelt., Robert Bosch Stiftung, Berlin, Heidelberg: Springer Berlin Heidelberg: 169 – 175

- Horneber, M. (2011): Innovationsbarrieren beim Einsatz innovativer Assistenzsysteme. In: Horneber, M., Schoenauer, H. (Hrsg.): Lebensräume – Lebensträume. (Bd. 2 der Reihe Dynamisch Leben gestalten, Innovative Unternehmensführung in der Sozial- und Gesundheitswirtschaft.). Stuttgart: Kohlhammer: 140 – 158

- Hülsken-Giesler, M. et al., (2010): Bedarfserhebung zur Entwicklung assistiver Technologien für pflegebedürftige und sturzgefährdete Patienten – pflegewissenschaftliche Implikationen. In: Ambient Assisted Living. 3. Deutscher AAL-Kongress mit Ausstellung. Assistenzsysteme im Dienste des Menschen – zuhause und unterwegs. 26. – 27. Januar 2010 in Berlin. Tagungsbandbeiträge. Berlin, VDE-Verlag [CD-Rom].

- Hurrelmann, K. et al (2012): Entwicklung und Perspektiven der Gesundheitswissenschaften in Deutschland. In: Hurrelmann, K.; Razum, O. (Hrsg.): Handbuch Gesundheitswissenschaften, 5., vollst. überarb. Aufl. Weinheim, Basel: Belz Juventa: 15 – 54

- Kolassa, I.-T. et al. (2010): Neuronale Plastizität bei gesundem und pathologischem Altern. In: Häfner, H. et al. (Hrsg.): Schriften der Mathematisch-naturwissenschaftlichen Klasse der Heidelberger

Akademie der Wissenschaften: Altern gestalten – Medizin, Technik, Umwelt., Robert Bosch Stiftung, Berlin, Heidelberg: Springer Berlin Heidelberg: 41 – 65

- Körtner, U. (2011): Lebensräume und Lebensträume aus ethischer Perspektive. In: Horneber, M., Schoenauer, H. (Hrsg.): Lebensräume – Lebensträume. (Bd. 2 der Reihe Dynamisch Leben gestalten, Innovative Unternehmensführung in der Sozial- und Gesundheitswirtschaft.). Stuttgart: Kohlhammer: 74 – 87.

- Krieg-Brückner, B. et al. (2011): Mobilitätsassistenz im „Bremen Ambient Assisted Living Lab" (BAALL). In: Lindenberger, U. et al. (Hrsg.): Altern und Technik (Bd. 104 der neuen Folge Nummer 368 Nova Acta Leopoldina, Abhandlungen der Deutschen Akademie der Naturforscher Leopoldina), Halle (Saale): Wissenschaftliche Verlags GmbH: 157 – 174

- Meyer, W. (2011): Betreuung und Technik – Ambient Assisted Living für assistenzbedürftige Menschen. In: Horneber, M., Schoenauer, H. (Hrsg.): Lebensräume – Lebensträume. (Bd. 2 der Reihe Dynamisch Leben gestalten, Innovative Unternehmensführung in der Sozial- und Gesundheitswirtschaft.). Stuttgart: Kohlhammer: 90 – 105

- Nehmer, J. et al. (2011): Elektronische Notfallüberwachung: Sensorbasierte Erfassung und Prävention von kritischen Gesundheitszuständen. In: Lindenberger, U. et al. (Hrsg.): Altern und Technik (Bd. 104 der neuen Folge Nummer 368 Nova Acta Leopoldina, Abhandlungen der Deutschen Akademie der Naturforscher Leopoldina), Halle (Saale): Wissenschaftliche Verlags GmbH: 73 – 86

- Pensky, N., Besser, J. (2011): Innovative, nutzerorientierte Forschung – Das Projekt „Barrierefreie Gesundheitsassistenz". In: Horneber, M., Schoenauer, H. (Hrsg.): Lebensräume – Lebensträume. (Bd. 2 der Reihe Dynamisch Leben gestalten, Innovative Unternehmensführung in der Sozial- und Gesundheitswirtschaft.). Stuttgart: Kohlhammer: 121 – 137

- Schellenbach, M. et al. (2011): Entwicklung altersgerechter Fußgängernavigationssysteme. In: Lindenberger, U. et al. (Hrsg.): Altern und Technik (Bd. 104 der neuen Folge Nummer 368 Nova Acta Leopoldina, Abhandlungen der Deutschen Akademie der Naturforscher Leopoldina), Halle (Saale): Wissenschaftliche Verlags GmbH: 53 – 69

- Schlicht, W. (2010): Mit körperlicher Aktivität das Altern gestalten. In: Häfner, H. et al. (Hrsg.): Schriften der Mathematisch-naturwissenschaftlichen Klasse der Heidelberger Akademie der Wissenschaften: Altern gestalten – Medizin, Technik, Umwelt., Robert Bosch Stiftung, Berlin, Heidelberg: Springer Berlin Heidelberg: 25 – 39

- Schmiedek, F. et al. (2011): Förderung kognitiver Aktivität im Alter: Internet-basierte Trainingsprogramme. In: Lindenberger, U. et al. (Hrsg.): Altern und Technik (Bd. 104 der neuen Folge Nummer 368 Nova Acta Leopoldina, Abhandlungen der Deutschen Akademie der Naturforscher Leopoldina), Halle (Saale): Wissenschaftliche Verlags GmbH: 35 – 51

- Wahl, H.-W. et al. (2010): Technik als zunehmend bedeutsame Umwelt für Ältere: Ein Überblick zu Konzepten, Befunden und Herausforderungen. In: Fachinger U.; Henke K.-D. (Hrsg.): Der private Haushalt als Gesundheitsstandort – Theoretische und empirische Analysen (Bd. 31 der Reihe Europäische Schriften zu Staat und Wirtschaft). Baden-Baden: Nomos: 15 – 32

- Waller, H.; Blättner, B. (2011): Gesundheitswissenschaft: eine Einführung in Grundlagen, Theorie und Anwendung. Stuttgart: Kohlhammer

- WHO (2012): WHD Policy Briefing on Health Ageing (GERMAN) Handlungskonzepte und vorrangige Interventionen für ein gesundes Altern. Online im Internet: q=Sturz&site=euro&client=euro_gr&proxystylesheet=euro_gr&output=xml_no_dtd&hl=de [Stand: 21.07.2012]

- Zeitler, H.-P.; Gulich, M. (2007): DEGAM-Leitlinie Nr. 4: Ältere Sturzpatienten. (Langfassung) Online im Internet: http://leitlinien.degam.de/index.php?id=70 [Stand: 28.07.2012]